TOPOGRAPHIE

DE

L'ILE DE SAINTE-LUCIE.

ESSAI

SUR LA TOPOGRAPHIE

DE

L'ILE DE SAINTE-LUCIE,

PAR J.-F.-X. PUGNET, Docteur en Médecine ;

Médecin de l'armée d'Egypte, chargé du service de santé à Sainte-Lucie, Membre de la Société de Médecine de Lyon, Associé de l'Athénée de cette même Ville, Correspondant des Sociétés Médicale et de Médecine-pratique de Montpellier.

Medicinam quicumque vult rectè consequi, hæc faciat oportet..... Cum ad urbem sibi ignotam pervenerit, hunc ejus situm considerare oportet, quomodo et ad ventos et ad solis ortum jaceat, etc.

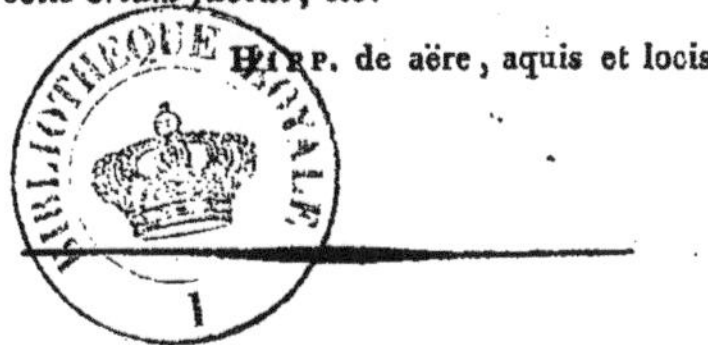

HIPP. de aëre, aquis et locis, cap. I.

A PARIS,

DE L'IMPRIMERIE DE DIDOT JEUNE ;

Imprimeur de l'École de Médecine, rue des Maçons-Sorbonne, n.° 406.

AN XII. (1804.)

A

LA PROSPÉRITÉ

DE

LA COLONIE DE SAINTE-LUCIE.

ESSAI

Sur la topographie de l'île de Sainte-Lucie.

AVANT-PROPOS.

Dès mon arrivée à Sainte-Lucie, où je fus placé par le gouvernement peu après mon retour d'Egypte, je formai le projet d'écrire l'histoire physique et médicale de cette île; dès-lors, je commençai à l'étudier : de puissants motifs m'y engageaient, mais plusieurs obstacles s'élevèrent aussitôt et m'arrêtèrent successivement. Je ne trouvai personne qui pût me guider dans cette étude, personne qui l'eût jamais tentée : cette île est aussi étrangère à ses propres habitants qu'aux peuples les plus reculés. Je n'aperçus aucune voie pour pénétrer dans son intérieur; il n'y a que les côtes qui soient praticables, le reste entier ne s'ouvre qu'aux coups répétés de la hache et du coutelas. Une maladie grave, dont je donnerai ailleurs la description et le traitement, m'assaillit; elle ne tarda pas à frapper la garnison, et, durant quatre mois, occupa seule mon attention et mon zèle. Devenu un peu plus libre, j'accompagnai le général *Noguès* dans la tournée de l'île qu'il fit en sa qualité de gouverneur; je parcourus avec lui chaque quartier; j'essayai en même temps quelqu'échappée en profondeur; mais, dans ce voyage d'un mois, je ne pus que saisir des idées générales; et quand je crus pouvoir revenir sur les détails, les Anglais nous attaquèrent; ils assiégèrent l'île, l'emportèrent d'assaut (1), et me conduisirent prisonnier en Angleterre.

---

(1) On vit dans cette affaire quatre-vingts et quelques hommes se soutenir pendant plus de 3 heures, dans des retranchements de terre largement ouverts sur toutes leurs faces, contre environ cinq mille Anglais, les repousser deux fois avec très-grande perte, et ne céder à la supériorité de leur nombre que par défaut de munitions. Voilà ce que peuvent les Français bien commandés.

Ce n'est donc plus l'histoire de Sainte-Lucie que je dois avoir en vue; un ouvrage semblable exige des matériaux que je n'ai pu recueillir; je poserai seulement quelques pierres fondamentales; je me bornerai à un essai de topographie : un autre après moi, plus heureux, élevera l'édifice. Si je parviens à en inspirer le goût et le dessein, je me féliciterai d'avoir concouru à faire mieux juger une possession riche dont on ne profite point, parce qu'on ne la connaît pas, dont on pourrait cependant retirer les plus grands avantages en la faisant prospérer elle-même.

Dans la rédaction de cet Essai, je tends à un autre but, celui de marquer le véritable état de salubrité ou d'insalubrité de cette Colonie, et de préparer à la description des maladies qui lui sont propres; ainsi, après avoir donné quelques notions sur sa position et la nature de son sol, sur la distribution de ses montagnes et de ses eaux, sur sa température et l'ordre de ses saisons, sur la constitution physique et morale de ses habitants, je traiterai séparément des principales maladies qui y règnent. En m'occupant de ces différents objets, je promets sur tous une exactitude rigoureuse.

Position et côtes de Sainte-Lucie.

Sainte-Lucie est l'une des Caraïbes ou petites Antilles, qui s'étendent en demi-cercle dans un espace d'environ neuf degrés de latitude, au-devant du golphe du Mexique, entre les grandes Antilles au nord-ouest, et la Terre-ferme au sud-ouest.

Cette île est l'une des plus considérables : elle a douze lieues dans sa plus grande longueur, qui est de la pointe du Gros-îlet au Môle-à-chique; six dans sa plus grande largeur, qui est de la Pointe-blanche, à celle qui sépare les Patiences des Trous-gras, et quarante-cinq dans sa circonférence. Il n'est que la Trinité et la Guadeloupe qui la dépassent en développement.

Elle est située par les 13 degrés 50 minutes de latitude nord, et 63.° 20′ de longitude, méridien de Paris, entre la Martinique dont elle est distante de sept lieues, sud-est, et Saint-Vincent, dont elle se trouve éloignée de six lieues, nord-ouest.

Sa forme est très-irrégulière : on pourrait la réduire à une espèce d'ovale qui se prolonge vers le nord, et y dégénère presqu'en un simple cap. Elle offre donc trois principales côtes; l'une au vent, qui est à peu près nord et sud; l'autre sous le vent, qui est nord-est et sud-ouest, et la dernière au midi, qui est un peu de l'est à l'ouest.

Ses bords sont extrêmement frangés et déchirés ; c'est-à-dire, que tous les points de son contour sont marqués par une rade, ou une baie, ou une anse, ou au moins par un embarcadaire commode ; c'est-à-dire, que toutes ses faces sont à chaque pas très-abordables, et que partout elle permet à des bâtiments ou de l'un ou de l'autre ordre, de naviguer et de mouiller.

La côte qui est sous le vent est généralement haute ; elle limite une mer profonde, et fournit d'excellents ports ; je puis dire les meilleurs ports des Antilles. Toute cette région, depuis l'anse Bécune jusqu'à la pointe des Caraïbes, ne laisse aucun danger à courir aux plus gros vaisseaux, même à un jet de pierre du rivage. Celle qui est au sud est plate, et découvre un paysage agréable ; mais la navigation devient un peu moins sûre pour des bâtiments considérables aux environs du Laborie ; celle enfin qui est à l'est, est presque aussi montueuse que la première : elle n'a cependant ni une aussi belle rade, ni des ports aussi avantageux. Les vents qui règnent constamment dans cette partie y fatiguent les bâtiments à l'ancre, et soufflent debout sur ceux qui veulent sortir : ces inconvénients se font principalement sentir dans la saison de l'année qui est communément appelée *hivernage*.

Ceux qui voudront un peu réfléchir sur la position de Sainte-Lucie, sur le gisement de ses côtes, et les nombreuses retraites que la nature y a ménagées, ne tarderont pas à s'apercevoir de quelle importance est la possession de cette île, et combien sont précieux les avantages commerciaux et militaires qu'il est possible d'en retirer. Elle est au centre et au vent de toutes les Antilles (1) : elle jouit donc exclusivement, et dans toute saison, de la facilité des expéditions pour tous les points de l'Archipel qu'elle est censée commander. Ses côtes sont partout accessibles et hospitalières ; elle offre donc à toutes les autres îles, avec lesquelles elle devrait être en continuel rapport, une navigation extrêmement aisée ; elle compte deux principaux ports, situés sous le vent : le port du grand Carénage dont le fond est bon, l'ancrage sûr, l'abritement parfait, et l'étendue propre à recevoir cinquante vaisseaux de ligne ; et celui du Marigot-des-roseaux, qui est également sûr, mais un peu moins vaste. Elle compte cinq magnifiques rades ; celle du Gros-îlet, si propre à l'établissement d'une croisière, et où en effet les Anglais avaient autrefois élevé une vigie qui découvrait la mer autour de

---

(1) Je dirai plus bas pourquoi je n'ai aucun égard à la position de la Barbade.

l'île, et annonçait les plus petits bâtiments ; celle du Choc, dans laquelle peuvent mouiller des vaisseaux de tout rang, sous la protection des mêmes feux qui défendent l'entrée du port principal ; celle du grand Cul-de-sac, qu'on regarderait comme un bon port dans le plus grand nombre des autres îles ; celle de la Soufrière, qui est fort vaste, et donne jusqu'à trente brasses d'eau à dix brasses de la côte ; celle enfin du Vieux-fort, qui, aux qualités que nous venons d'énoncer, joint celle de se trouver vis-à-vis Saint-Vincent, et à l'extrémité opposée au Gros-îlet de Sainte-Lucie.

Les Anglais, dont tous les moyens sont extérieurs à l'étroite et stérile enceinte qu'ils se sont fixés, les Anglais qui ne peuvent soutenir leur existence qu'en accumulant des possessions coloniales, sentent depuis longtemps les avantages que leur procurerait cette île, s'ils pouvaient y établir librement le siége de leur commerce occidental. Ils sont à la vérité maîtres de la Barbade, mais celle-ci est trop éloignée des autres Antilles, mais elle n'a que des rades ouvertes à la plupart des vents, mais enfin elle manque des objets d'approvisionnement les plus indispensables : aussi, nonobstant la possession de cette île qu'on ne leur conteste point, ils n'ont cessé de jeter leurs vues sur Sainte-Lucie, et d'y renouveler des tentatives d'occupation ; aussi dans toutes les guerres, comme dans celle actuellement existante, leurs premiers coups ont été portés sur cette île, et elle est devenue le foyer de leurs opérations militaires. Durant le cours de l'avant-dernière rupture, ils y avaient déja placés leur gouverneur général qui, d'une position aussi favorable, et selon les différents besoins, expédiait avec autant de promptitude que de facilité, ou pour attaquer nos îles, ou pour défendre celles commises à sa garde, ou pour combattre avec des forces supérieures, et à la faveur du vent, les bâtiments ennemis qui étaient aperçus en mer ; et en effet, une division qui part de Castries peut se porter toute part à volonté, et, le plus souvent, surprendre avant même qu'on ait soupçonné un projet d'excursion.

Sainte-Lucie, n'eût-elle reçu de la nature que les avantages sur lesquels nous venons de nous arrêter, est sans doute bien digne d'exciter l'envie réciproque des deux puissances qui se la disputent depuis longtemps. Mais nous n'en avons vu que les bords, visitons son intérieur.

Surface de l'île et sa division.

La surface de cette île est très-inégale ; aux montagnes succèdent les collines; les unes et les autres sont entremêlées de vallons étroits, et sillonnées par des ravins plus ou moins profonds : de ces ravins naissent de petites rivières assez bien encaissées, qui serpentent dans la plus grande étendue de chaque vallon. Tel est le premier coup-d'œil qu'offrent Sainte-Lucie, et, à quelques différences près, la plupart des îles qui l'environnent.

À Sainte-Lucie, cette alternative de hauteurs et de lieux bas se soutient assez régulièrement, depuis le Carénage jusqu'au Choiseul, où le sol commence à changer d'aspect : là, il se présente en amphithéâtre qui s'abaisse légèrement de l'intérieur vers la mer. Le Laborie offre encore moins de montagnes, excepté près du Bourg ; et au Vieux-fort, on voit à peine s'élever quelques mornes au milieu d'une très-belle plaine : bientôt le terrain se rehausse, mais faiblement ; ce ne sont encore que des côteaux dont la pente est aisée : les éminences deviennent de plus en plus considérables en entrant dans le Praslin ; elles augmentent de nouveau dans l'intérieur du Dauphin, qui est, toute comparaison faite, le quartier de l'île le plus montagneux et le plus coupé ; il tranche surtout avec le quartier du Gros-îlet qui lui succède immédiatement, et qui, sans être une plaine exacte, paraît extrêmement plat à côté de lui.

Cette surface, tantôt plus, tantôt moins hachée, est de quarante-sept à quarante-huit mille quarrés de terre (1), et se divise en onze quartiers, dont quatre sous le vent, trois vers le sud, et quatre au vent.

Le quartier du Carénage a obtenu le premier rang : il le méritait. L'emplacement du chef-lieu ou de la ville, la proximité du Morne-fortuné, le morne le plus propre à recevoir de bons établissements militaires, et surtout son beau, son vaste et excellent port, devaient incontestablement lui faire accorder la prééminence dont il jouit.

La ville du Carénage est située dans un large bassin, qui s'incline imperceptiblement vers la mer ; il ne s'incline qu'autant qu'il convient pour faciliter dans chaque rue l'écoulement des eaux : des collines en amphithéâtre s'élèvent au nord et à l'est ; le Morne-fortuné borne son horizon au sud et la commande ; une petite rivière qui coule au sud-ouest la sépare de ce morne, et à l'ouest est le port qui la découvre, en rompant le cercle montueux dont

____

(1) Le quarré est de 100 pas, tant en hauteur qu'en largeur, et le pas est de 3 pieds et demi.

elle est ceinte dans les trois quarts de son étendue ; ses rues sont pavées, droites, spacieuses, et se dirigent vers la mer : elles devraient se terminer à un quai, où la plupart des navires pourraient faire leur chargement et leur déchargement sans le secours d'aucune embarcation. Au milieu de la ville est une grande place : la place du Marché. Le général *Noguès* se proposait d'y élever à la mémoire du gouverneur Laborie, dont le nom et les bienfaits affectaient aussi sensiblement son ame que celle des habitants, une fontaine publique, qui eût recueilli une suffisante quantité d'eau pour le service de la ville et pour les besoins du port. La ville serait susceptible d'une augmentation considérable vers le nord-est : on pourrait au moins former, sur le terrain noyé qui s'y observe, des établissements de marine qui seraient placés très-convenablement, et à la portée d'une vaste échancrure que fournit l'intérieur du port, pour le carénage ou le radoubement des plus forts vaisseaux.

Si l'on se peint bien cette ville, telle que j'ai voulu la décrire, on juge qu'elle doit être l'une des plus belles et des plus commodes des Antilles. Il s'en faut de beaucoup qu'elle soit arrivée à ce point ; elle n'est en réalité, si je puis m'exprimer ainsi, que ce que la nature la force d'être, et l'art gémit, s'indigne de ne pouvoir achever son ouvrage. Que dis-je ! au lieu de ces embellissements, de ces accroissements avantageux, elle vient d'être la proie des flammes, et fait chaque jour de nouvelles pertes par le défaut de bras et d'encouragement.

Les bourgs qui viennent après elle ne jouissent pas d'un meilleur sort : les plus considérables sont, celui de la Soufrière, assez étendu, à l'entrée d'un riche vallon, sur le bord d'une rade magnifique, mais ruiné par le coup de vent de 1780 ; celui du Vieux-fort, qui pourrait devenir très-conséquent à raison de sa situation, à raison du commerce qui y a existé et qui commence à s'y rétablir, mais où il ne reste, depuis les derniers malheurs de l'île, que les éléments de sa première formation ; celui du Gros-îlet, qui se répand avec beaucoup de régularité sur le bord de la rade du même nom. Je ne parlerai d'aucun autre : tous sont ou étaient fort avantageusement situés, mais leur état actuel ne peut supporter aucun détail.

Voilà donc ce que sont la ville et les bourgs d'une île qui, si je ne me trompe, et si l'on n'eût trompé la puissance à laquelle elle n'aura sans doute pas cessé d'appartenir, serait la capitale de toutes les Antilles, le marché général des Iles-du-Vent, et le Gibraltar d golphe du Mexique.

Certes, je ne pense pas qu'il faille trop favoriser ces établissements monstrueux dans lesquels viennent successivement se perdre les mœurs, les richesses, l'espérance d'un Etat : on sent en Europe quelle est leur fâcheuse influence sur ces trois sources de la prospérité publique; ils seraient destructeurs dans les Colonies, où la démoralisation est si avancée, où l'exploitation et la culture des terres sont les seuls objets vraiment intéressants. Cependant, n'est-il pas avantageux qu'il y ait dans une Colonie un point central dans lequel se trouvent toujours réunis les chefs du gouvernement, les principaux agents du commerce agricole, et les envoyés du négoce extérieur? n'est-il pas convenable qu'il y ait sur les bords d'une Colonie un petit nombre d'entrepôts tellement distribués, qu'ils puissent facilement correspondre, et avec le chef-lieu, et avec les différents points de la profondeur? Il ne faudrait, pour réaliser ces vues, qu'achever le plan de la ville du Carénage, réparer les bourgs de la Soufrière et du Vieux-fort, et renouveler quelques constructions, tant au Dauphin, qu'aux Trois-îlets, où sont des restes d'anciens établissements et les ports du vent de l'île, dans lesquels les petits bâtiments peuvent mouiller le plus surement : avec quelques faveurs semblables, et ses avantages naturels, on verrait bientôt Sainte-Lucie arriver à sa destination; c'est à-dire, au plus haut point d'importance et de grandeur.

Il me paraît, d'après cette idée, que les onze quartiers de l'île devraient être réduits aux cinq que je viens de désigner; ces arrondissements seraient à peu près égaux, et chacun d'eux aurait, ou un bon port ou une excellente rade dans sa partie à peu près centrale. Le quartier du Carénage s'étendrait depuis la rivière salée qui se jette dans l'anse la Voûte, au nord-est de l'île, jusqu'à la grande rivière de l'anse la Raie, à l'ouest : là, commencerait le quartier de la Soufrière, qui serait séparé, au sud-ouest, de celui du Vieux-fort par la Rivière-dorée. Le quartier du Vieux-fort se terminerait au vent à la rivière des Canelles; celui des Trois-îlets lui succéderait jusqu'à la grande rivière du Mabouya, où prendrait le quartier de l'Espérance, qui se continuerait jusqu'à la rivière salée qui nous a fourni la première limite : on aurait ainsi deux quartiers sous le vent de l'île, deux au vent et un au sud ; les uns et les autres auraient une ligne de démarcation précise.

Cette distribution tendrait encore à simplifier l'organisation de l'intérieur, à modérer les charges locales, à économiser les dépenses du gouvernement, et à diriger le commerce vers les lieux les plus propres à effectuer le débouchement des denrées. Si le négociant européen pouvait toujours, à son gré, parcourir toutes

les habitations, y transporter ses marchandises et les échanger l ..
même ; s'il entrait dans ses intérêts réels de vendre ainsi ses car-
gaisons par petites parties, il en retirerait sans doute un prix plus
considérable, et le colon les obtiendrait à meilleur marché; mais
ce transport n'est pas assez sûr pour être praticable, et les béné-
fices du commerce ne sont déterminés que par la célérité des opérations : le marchand préférera toujours un lieu d'entrepôt connu,
où rien ne retardera le chargement et le déchargement de son
navire, où il gagnera, sur la quantité des marchandises et par son
activité dans les affaires, beaucoup plus que ne lui offriraient des en-
treprises détaillées, minutieuses et surchargées de lenteur.

Si en écrivant cet Essai, je propose de nombreux changements
à faire dans la colonie de Sainte-Lucie, c'est parce que, même à
cette époque, elle doit être envisagée comme naissante, et que c'est
lors de la naissance d'un établissement qu'il importe de bien juger
la constitution et l'organisation qui lui conviennent. Au reste, je
ne les propose qu'après les avoir soumis au jugement de celui de
ses gouverneurs dont elle conservera le plus longtemps la mémoire,
du général *Noguès*, dont le zèle et les lumières rendent le suffrage
si recommandable. Je préviens ensuite, et bientôt je ferai mieux
sentir que ces améliorations ne coûteraient aucun déboursé à la mère-
patrie, et à ses enfants adoptifs aucune charge qu'ils ne desirent
eux-mêmes supporter.

Qualités du sol et ses productions.

J'ignore pourquoi la qualité de la terre de Sainte-Lucie a été
d'abord si dépréciée : on ne la jugeait sans doute que par opinion,
et l'opinion s'était précipitamment formée sur un lieu défavorable ;
c'est tout ce que je puis dire de moins désavantageux pour ceux
qui, les premiers, ont hasardé leur jugement.

Le sol de Sainte-Lucie, vu dans la plupart de ses points, offre
à l'extérieur une couche plus ou moins épaisse de terre végétale,
de ce sédiment gras que fournit la décomposition locale des plantes
abandonnées : au-dessous est une argile, tantôt pure, grasse et excellente pour terrer le sucre ; tantôt mélangée, friable et propre
à la végétation : plus profondément, on reconnaît le tuf, qui est
en général feuilleté ou très-poreux ; sous le tuf est presque toujours étendu un lit de sable, de débris de coquillages, de frag-
ments de madrépores et de cailloux : il ne se compose en quelques
endroits que de sable et de madrépores. Les madrépores se trouvent

partout, sur le bord de la mer et dans le fond des vallées, sur le sommet des montagnes et dans le plus bas sein de la terre. Ce n'est qu'après avoir fouillé au-dessous de ces quatre couches successives qu'on arrive au roc fondamental : ce roc est très-dur, sa couleur est gris-de-fer; il résulte d'un mélange de quartz, de feldspath et de schorl; les Caraïbes le taillaient et en formaient des haches à poignée pour creuser leurs pirogues.

On juge bien que les terres les plus rapprochées du bord de la mer, et celles qui recouvrent le sommet des montagnes, ne sont pas les meilleures de la Colonie : on juge également que tous les vallons, et cette immense portion de l'intérieur qui reste en friche, abondent considérablement plus en terre végétale ; mais ce qu'on ne peut bien connaître qu'après l'avoir étudiée avec soin, c'est la distribution du sol relativement aux différents quartiers.

Disons d'abord que toute la surface de Sainte-Lucie est cultivable, qu'elle est partout d'une exploitation aisée, que ses mornes eux-mêmes et ses terres les moins favorisées peuvent fournir des récoltes précieuses. Voyons ensuite quel est séparément le lot de chaque quartier, quels sont ceux dont la culture offre des produits plus riches ou plus abondants.

Celui du Carénage, quoique montueux, n'est pas le moins favorable. Le cacao, le sucre, le café et le coton y sont cultivés avec succès. Il est même peu d'endroits ou l'on pût mieux placer, que dans l'anse des Roseaux, la canne à sucre ; et plus convenablement le cacao et le café, qu'entre le morne Paix-bouche et le piton du Chazeau. Les vallées du Choc et du grand Cul-de-sac méritent d'être annexées à ces excellentes terres : nous ne devons faire une exception fâcheuse que pour les environs de la ville et du port. Les vallons de l'anse la Raie, promettent en général beaucoup ; la végétation y est forte ; le cafiers et les cannes à sucre y viennent très-bien, ainsi que les cotonniers sur les cotières ; ces terres paraissent seulement être un peu moins propres aux cacaoyers. Tout le territoire de la Soufrière est d'une qualité supérieure, soit relativement à Sainte-Lucie, soit relativement à toutes les Antilles. Ses plaines et la cime de ses montagnes se prêtent avec une facilité égale à toute espèce de productions ; on y récolte, entre-autres objets, une sorte de tabac, dit du Piton, qui est le plus piquant et le plus âcre connu. La terre du Choiseul est d'une qualité médiocre ; on y cultive cependant le sucre, le cacao et tous les objets du commerce établi dans l'île. Celles du Laborie, du Vieux-fort et du Micoud sont très-bonnes, toute espèce de culture leur convient, il ne s'agirait que de les distribuer avec ordre ; le coton sur les coteaux, au-dessous le cacao et le café ;

et le sucre sur le bord des rivières. Le Praslin, qui succède immédiatement au Micoud, cesse aussi-tôt d'offrir les mêmes avantages : ce n'est plus la même exposition ni la même richesse dans le sol, cependant les cannes à sucre y prospèrent, et il renferme plusieurs vallons convenables aux établissements de ce genre. Les cacaoyers, dont les racines sont pivotantes et superficielles, ne pourraient s'y soutenir contre l'impétuosité des vents auxquels ils seraient exposés. Il est une partie considérable du Dennery, celle appelée le grand Mabouya, qui est sans contredit l'une des plus belles et des plus fertiles de l'île ; elle rivalise avec la Soufrière. L'autre portion, sans être d'une égale valeur, est généralement bonne ; le cacao et le café y réussiraient beaucoup mieux que dans le quartier précédent. Il faut aussi, pour bien juger le sol âpre du Dauphin, le diviser en deux parties ; l'une, qui borde la côte maigre et *rocheuse*, où vient du très-beau coton ; l'autre, plus éloignée de la mer, grasse et assez abondante en terreau, où l'on établirait quelques sucreries et de fort belles cafeyères. Il ne reste à parcourir que le quartier du Gros-îlet ; ici la terre est légère et généralement productive, mais la coupe trop avancée des bois l'expose, chaque année, et dans la plus grande partie de son étendue, à des sécheresses dévorantes : de-là vient qu'elle ne donne presque aujourd'hui que du coton et un peu de sucre.

C'est principalement dans ce long espace, le plus exposé au vent, et qui s'étend depuis le Micoud jusqu'au Gros-îlet, que se plaît et abonde cette belle espèce de quinquina brun, qu'on ne cesse de vouloir faire connaître à l'Europe, que l'Europe a si fréquemment soumis aux essais les plus heureux, et qu'elle s'obstine, je ne sais pourquoi, à rejeter de son commerce. Le quinquina Piton n'est pas seulement plus amer, plus astringent et plus promptement fébrifuge que le quinquina commun, il a encore la propriété de faire vomir et de purger : voici de quelle manière on l'administre journellement dans la colonie ; 1.º comme émétique, pulvérisé, à la dose d'un gros, et infusé dans une petite verrée d'eau commune, à prendre à jeun, en une fois ; 2.º comme purgatif, pulvérisé, à la même dose, et infusé dans la même quantité d'eau, à prendre en trois fois, à demi-heure de distance ; 3.º comme fébrifuge, même dose encore et même préparation, mais à prendre en trois parties, l'une le matin, l'autre à midi et la dernière vers le soir. Les colons sont dans l'usage de réunir ces trois manières différentes pour le traitement d'une fièvre intermittente simple ; le premier jour, ils donnent le quinquina comme émétique ; le second, comme purgatif, et le troisième comme astringent : il est rare qu'il ne réussisse point.

Je l'ai également employé dans mon hôpital, mais plus fréquemment
en substance qu'en infusion, et j'en ai retiré le plus grand fruit. De
25 à 30 grains il faisait vomir; de 20 à 25 il purgeait; au dessous de la
plus faible de ces doses il agissait comme tonique et comme fébrifuge.
Lorsque j'avais à combattre cette classe de maladies, dites putrides,
qui tiennent à un affaiblissement marqué des forces vitales et mus-
culaires, je le donnais plus ordinairement en sirop, ou en infusion
dans du vin. Je dois avertir que je n'ai presque jamais pu l'employer sec, et que, dans son état de fraîcheur, ses qualités émétiques
et purgatives sont beaucoup plus développées. Je desire ardemment
que mes compatriotes se décident à favoriser cette branche de commerce; elle serait très-intéressante pour eux, qui retireraient plus
d'avantages du quinquina Piton que de celui qu'ils ont adopté; elle le
serait beaucoup aussi pour les habitants de Sainte-Lucie, qui pourraient, à peu de frais, en fournir à souhait. Je desire, au moins, qu'ils
manifestent bientôt le vœu d'en faire usage, pour prévenir sa perte
entière. Comme il n'est point recherché, on en fait chaque jour de
grands abatis, et chaque particulier ne réserve que ce qu'il prévoit
devoir servir à l'usage de sa maison.

Le séné vient également fort-bien à Sainte-Lucie: il est aussi beau
que celui de la Palte; si le gouvernement en encourageait la culture,
on lui consacrerait dans la colonie les terres qui seraient jugées d'une
moindre qualité; la France l'obtiendrait alors, et plus pur, et à un
plus bas prix.

Les cassiers, tamariniers, simaroubas, canelliers blancs, bois d'Inde,
bois de campêche, gayacs et roucouyers y sont très-communs, mais
les fruits de ces cassiers et tamariniers sont un peu moins pulpeux que
ceux du levant.

On y voit de magnifiques muscadiers, canelliers, gérofliers et
poivriers, que le gouverneur Laborie y avait introduits, avec le
dessein de les propager et d'en verser un jour les récoltes dans le
commerce.

On y a essayé la culture des aloès, elle a surpassé toute attente.

Le thé connu sous le nom de thé de la Martinique, la casse
puante, très bon résolutif et puissant éménagogue, le pois à gratter
vermifuge excellent, la liane purgative, ou la scamonée américaine,
la liane brûlante, qui a un si grand succès dans le traitement des
maladies vénériennes, la squine occidentale, la salspareille, le
curcuma, le gingembre, le copaïer et le ricin y croissent sponta-
nément.

A chaque pas l'indigo montre sa tige élevée, droite et touffue; il
multiplie surtout dans les terres abandonnées.

Enfin toutes les espèces de cochenilles, ces insectes dont l'art ex-
trait ses plus nobles couleurs, y naissent et périssent vainement.

Je n'ai encore parlé des productions de Sainte-Lucie que relativement au commerce qu'elle fait ou pourrait faire : jetons un coup-d'œil aussi rapide sur ce que cette colonie fournit pour la consommation particulière et les usages de ses habitants.

1°. *Vivres de terre.* — Le manioc, le camagnoc, les cous-couches les ignames, les choux-caraïbes, toutes les espèces de patates, les pistaches, les carottes, les raves.... La plupart de ces racines, qui forment la base de la nourriture des nègres, des gens de couleur et de plusieurs blancs ,acquièrent un développement rare ailleurs ; on y voit entre autres le manioc avoir la grosseur de la jambe d'un homme.

2°. *Plantes potagères.* — La plupart de ces plantes et des légumes cultivés en Europe y réussissent, elle en a emprunté quelques autres de l'Afrique ; elle en a enfin qui lui sont propres et naturelles. Je n'insiste pas sur cet article, qui exigerait beaucoup de détails, et offrirait peu d'intérêt, j'observerai seulement que le cresson vulgaire, le pourpier sauvage et la petite oseille y sont indigènes, on les trouve par-tout, et notamment dans des lieux sur lesquels la main de l'homme ne les a certainement pas répandus.

3°. *Fruits.* — L'ananas, le karatas, les différents cactiers, la banane, la figue banane, la figue commune, les fraises, le raisin de Madère, la gouyave, la pomme-liane, la barbadine, le raisin du bord de mer, la pomme-canelle, la sapote, la sapotille, la caïmitte, les deux espèces de cachiman, le corossol, les papayes, le mango, le mangoustan, la groseille des Indes, l'avocat, l'abricot des Antilles, le bouis, le genipa, la calebasse, l'icaque, la pomme-rose, la pomme-d'acajou, la pomme-chardon, les prunes et les cerises de la côte d'Espagne, la prune monbin, le palmiste franc, le palmiste sauvage, le dattier, le cocotier, le grou-grou, la grenade, le citron, le limon, l'orange douce, l'orange-amère, la chataigne de la nouvelle Angleterre, la chataigne du Malabar, l'arbre à pain, le pain d'épices, le baobab.......

4°. *Bois durs pour les ouvrages de menuiserie.* — Le courbaril, l'acoucoua ou le bois satiné, l'acajou d'un rouge plus clair que celui de Saint-Domingue, le mancenillier, le bois de fer, le bois d'orange, le bois rose ; plusieurs espèces de lauriers....

5°. *Bois durs pour construction et charpente.* — Les balatas, les acomats, l'angelin, le bois-grand-feuille (1), le bois-petit-feuille,

____

(1) Ces quatre sortes de bois les plus durs, et non les autres, moins encore les bois mous, se rencontrent souvent ayant subi une pétrification telle

le contre-vent, le bois-agouty, le bois-à-perroquet, le bois-de-rivière, le bois-cotelet, le bois-étique, le bois-grillé, le poirier des Antilles, le savonette-grand-bois, le grand-figuier, le gommier-grand-bois,... On se sert principalement de celui ci pour faire des pirogues, qui sont d'une seule pièce et peuvent aisément recevoir jusqu'à trente hommes.

En général ces bois sont d'une hauteur et d'une grosseur étonnante; on s'imagine, quand on se dirige vers ces forêts immenses, que le colon et l'étranger ne visitent jamais, et dont la hache destructive n'a, jusqu'à ce jour, entamé que les bords, on s'imagine, dis je, ne devoir rencontrer que des arbres attestant leur décrépitude par leur dénudation, leur maigreur et leurs difformités; il sont, au contraire, d'une rectitude, d'un embonpoint et d'une fraîcheur que les soins de l'art ne procurent jamais. Ils ne se nuisent point par leur raprochement; le sol libéral sur lequel ils végètent n'en porte aucun à regret. Ce même sol nourrit de plus, et avec le même soin, une infinité de lianes, ou plantes flexibles, rampantes et sarmenteuses, qui s'élèvent du pied de chacun de ces arbres, en embrassent le tronc. Leurs nombreux rameaux, leur tige élevée, poussent ensuite d'autres jets sur les arbres voisins, les lient entre eux, les rattachent à la terre, et forment de cette manière un treillis large, épais, impénétrable, qui embrasse la forêt entière.

Je ne ferai pas l'énumération de toutes ces lianes, parce que je ne vois point où je devrais m'arrêter. J'indiquerai seulement la liane à serpent, qu'on emploie en effet contre les morsures de ces reptiles; la liane à vers, très-bon vermifuge; la liane à réglisse, qui remplace la réglisse des climats chauds de l'Europe; la liane à griffe de chat, apéritif distingué; la liane laiteuse, qu'on applique avec succès sur les vieux ulcères; la liane à eau, qui étant coupée, répand assez d'eau pour rafraîchir un voyageur altéré; la liane à savon, qui, broyée dans de l'eau, la charge d'une écume propre à blanchir le linge; et la liane à corde, qui remplit les usages qu'indique son nom.

6°. *Plantes et bois de haies.* — Le bois immortel, le bois amourette, le bois capitaine, le moringa, le balisier, la casse odorante, le franchipanier, le grigri, le latanier, le pois doux, le pois d'angole, le médicinier, la poincillade.... Ces deux derniers pourraient

---

que leur tissu, l'organisation et la couleur première de chacune des enveloppes qui les composent ne paraissent avoir éprouvé aucun changement. Ces pétrifications sont silicées, et font feu avec le briquet.

3

être utilement employés en médecine ; l'un en émulsion , comme émétique et purgatif violent ; l'autre en infusion , comme sudorifique et fébrifuge.

7°. *Les bois mous , dont la plupart servent à l'entretien des foyers.* — Les mahauts, les mapous, les mangliers, les bois isabellés, le fromager , le sablier , le bois-orme , le bois à glu, le bois-canon, le bois à flot ;... celui-ci porte un coton d'une finesse extrême , et dont on pourrait, ce me semble , tirer parti , quoiqu'il soit fort court.

Après les terres, les jardins et les bois, se présentent les savanes. On appelle de ce nom les terrains incultes qui sont réservés , en forme de prairies, pour la pâture des animaux. Elles offrent, confondus entre de nombreux et vigoureux gramens , des plantains, des sensitives , des balsamines , des ballottes , l'herbe grasse , la brainvilliers , plusieurs plantes potagères, des héliotropes, des géraniums , des fougères , des mousses , des capillaires , des solanums , des euphorbes, des asclépias.... On y a , de plus, introduit l'herbe de guinée , qui s'y est largement répandue , et fournit en tout temps aux chevaux un pâturage aussi abondant qu'agréable.

Je me proposais , si mes occupations et le prolongement de mon séjour à Sainte-Lucie me l'eussent permis , d'étudier plus particulièrement la botanique de cette île. Elle exige beaucoup de peine, parce qu'il faut , sur-tout, fréquenter des lieux où l'homme n'a pu, en s'y transportant, établir aucun désordre. Mais j'aurais embrassé un sujet presque neuf , et j'aurais trouvé de grandes ressources dans un Français aussi modeste qu'instruit , qui , depuis plusieurs années , habite cette colonie. M. *Richelme* , sa modestie me pardonnera d'avoir laissé échapper son nom , m'aurait encore aidé à former un jardin de plantes, à l'instar de celui qui existe à Saint-Vincent. Nous avions déjà choisi , du consentement du général *Noguès* , qui encourageait tout ce qu'il apercevait devoir être utile , un local commode , vaste et bien situé. Il est sur le Morne-Fortuné , au dessous de l'hôpital ; il embrasse tout le penchant de ce Morne vers l'ouest ; mais il a également ses expositions aux autres points cardinaux. Déjà nous en faisions préparer la terre ; déjà nous rassemblions les filets d'eau qui devaient l'arroser ; déjà nous récoltions pour planter et semer , lorsqu'une guerre inattendue a renversé tous nos projets , et nous a séparés l'un de l'autre peut-être pour toujours.

Direction des montagnes et distribution des eaux.

Autant il y a d'ordre et de régularité dans la superposition des couches terreuses, dont se compose le sol de Sainte-Lucie, autant il y a de confusion et de désordre dans l'état de rapprochement où se trouvent les pièces solides qui forment sa base. Le désordre n'est pas sensible à l'œil, quand planant du haut d'une montagne sur les autres, on n'observe que leur direction générale; de ce point de vue, toutes, couvertes de superbes forêts, paraissent tendre sans interruption et avec uniformité, de l'une à l'autre des extrémités de l'île. En les parcourant, en se promenant dans les intervalles qui existent entre elles, on ne remarque encore qu'une suite d'éminences tronquées ou entières, de mornes et de pitons isolés. Mais lorsqu'on fait le tour extérieur de l'île, et qu'on examine avec soin les différentes faces de ses fondements mis à nu, ils n'offrent qu'un amas de ruines, qu'un ensemble tumultueux de masses projetées au hasard, et assises en divers sens.

Le principal jet de ces masses semble avoir été fait vers la partie sud-ouest. Là se trouvent les entassements les plus considérables qui forment les Canaries, le Grand-magasin, la Montagne et les pitons de la Soufrière. Ce sont des groupes très-volumineux, coupés à pic à leur sommet, taillés en pente plus douce vers leur base, âpres et dilacérés en quelques-uns de leurs points, encroutés et plus unis en d'autres; mais en général coniques, de très-difficile accès, et ne donnant que des productions sauvages. Les deux pitons ressemblent parfaitement à deux pains de sucre, dont le large fond repose dans le sein de la mer, tandis que leur cime paraît se perdre dans les nues. Ce qui donne lieu à cette espèce d'illusion; car ils n'ont pas au dessus de deux mille cinq cents pieds de hauteur; c'est l'amaigrissement de leur corps, c'est plus encore l'isolement de leur tout; nulle montagne ne les avoisine; une riche vallée et une belle anse les séparent. L'un des deux, le moins élevé, a laissé échapper de sa face, qui regarde l'est, un énorme fragment pyramidal qui s'est assis à ses pieds, dans le sens de sa forme, et a entraîné avec lui le peu de végétation dont cette partie était décorée.

De ces masses, des Canaries et du Grand-magasin, qui sont comme la souche d'où partent les nombreuses branches ou crêtes montueuses qui se répandent dans l'île, sortent d'abord quelques ramifications courtes, qui embrassent à l'ouest et au sud-ouest, l'Anse-la-raye, la Soufrière, et une petite partie du Choiseul. Elles envoient d'autres ramifications au sud-ouest, au sud et au sud-est, dans les quartiers du Laborie, du Vieux-fort et du Micoud. Celle du Vieux-fort se termine par le Môle-à-chique, qui a environ 100 pieds d'élévation. Mais le principal rameau qui s'élance de leur groupe, qui embrasse la plus grande étendue, qui forme, en quelque sorte, la charpente de l'île, est celui qui la parcourt dans sa longueur du sud-ouest au nord-est.

Comme s'il était trop considérable pour se soutenir lui-même, il s'appuie, à mesure qu'il s'avance sur le piton du Saint-Esprit, qui occupe à-peu-près le centre de l'île, et n'est accessible, pour les hommes d'une agilité particulière, que dans sa partie du sud-ouest; sur le piton du grand Cul-de-sac, dont la pyramide est de toute part inabordable; enfin, sur la montagne de la Sorcière, qui est plus à l'est, très-évasée en raison de sa hauteur, et cultivable jusqu'à son sommet. C'est l'une des montagnes les plus remarquables de l'île, tant par son élévation, qui est de plus de deux mille pieds, que par son assiette, qui est flanquée d'un nombre étonnant de montagnes secondaires.

Ce rameau principal, dans sa marche, envoie à l'est les ramifications qui chargent le Dennery et surtout le Praslin; puis à l'ouest, deux branches moins fournies en subdivisions, qui se répandent dans le quartier du Carénage; sa cime, extrêmement touffue, se distribue entre le Dauphin et une petite partie du gros-Islet.

Ces rameaux et ces ramifications laissent dans leur cours plusieurs espaces, généralement appelés vallons. Ils sont moins ouverts et plus nombreux dans quelques arrondissements, plus grands et moins multipliés dans d'autres. Les plus vastes appartiennent au grand Cul-de-sac, à l'Anse-des-roseaux, aux quartiers du Sud et au Grand-mabouya. Ici je n'envisage pas seulement leur étendue, mais en même temps les voies de communication qu'ils indiquent et établissent naturellement entre les différents points de l'île. Celui du grand Cul-de-sac joint celui du Grand-mabouya, et aboutit à celui du Vieux-fort; ou plutôt il se termine à la longue vallée qui se porte du Trou-massé à la Soufrière. Il serait donc bien facile de mettre en rapport immédiat avec la capitale, la partie supérieure du vent de l'île, et toute la portion qui est au sud. Il serait donc également facile de faire correspondre avec ces différentes parties, et surtout avec les arrondissements du sud-ouest, la partie inférieure du vent.

Si l'on daigne m'en croire, la détermination de ces chemins, qui sont déjà tracés, qui se composent dans une grande étendue les uns des autres, que les habitants demandent eux-mêmes à faire;

est l'un des premiers besoins de la Colonie; elle jouit, il est vrai, de celui qui se prolonge avec sa circonférence ; mais comme il ne s'étend pas au-delà des bords, il n'est que les bords qui soient habités ; et où est le particulier qui demandera une concession dans l'intérieur, s'il n'a aucun chemin ouvert sur sa propriété? La plus belle habitation, le terrain le plus fertile, dans un pays qui ne se soutient que par son commerce extérieur, reste inutile ou devient à charge, tant que les moyens de transport qui favorisent ce commerce ne sont pas accordés.

Je n'ai parlé jusqu'à présent que des points les plus saillants de l'île, ou plutôt du grand enchaînement de ses montagnes ; mais il en est de moins considérables qui sont détachées les unes des autres. On distingue dans le quartier du Carénage le morne-Fortuné, le morne-Chazeau, le morne-Chabot, le morne Paix-Bouche. On ne les compte plus, parce qu'ils sont en quelque sorte innombrables, dans les cantons de l'Anse-la-raye, de la Soufrière, du Praslin, du Dennery et du Dauphin. Les seules extrémités de l'île, celle du nord qu'occupe le Gros-îlet, et celle du sud qui renferme le Laborie, le Vieux-fort et une partie du Micoud, passent dans les îles de cet Archipel pour des pays plats.

Elles ont cependant aussi leurs mornes, ou, pour parler le langage européen, leurs collines et leurs côteaux. Il est seulement vrai qu'ils y sont moins nombreux, moins hauts, et que dans leurs intervalles ils offrent des plaines moins resserrées. Dans les quartiers intermédiaires les mornes affectent une ondulation soutenue, les uns succèdent aux autres ; aux deux extrémités ils sont séparés par des surfaces, non exactement plattes, mais assez unies, et qui donnent quelquefois près d'une demi lieue d'étendue. Qu'on ne cherche aucune autre part, dans toute cette partie du nouveau monde, des plaines plus parfaites ou plus vastes.

Si l'on en excepte un très-petit nombre, les mornes de Sainte-Lucie ne sont que des faibles monticules uniquement élevés, ce semble, pour la commodité des habitants. Ceux-ci se fixent ordinairement sur leur sommet, ils placent, non loin deux, les cases de leurs nègres, pour y maintenir avec plus de facilité l'ordre convenable. De là, ils surveillent à-la-fois et leurs esclaves qui les environnent, et leurs plantations qui sont adjacentes, ou même, sur le revers de la colline.

De la longue chaîne de montagnes qui traverse l'île et de ses rameaux nombreux, descendent les rivières qui arrosent et fertilisent chaque vallon. Il n'est aucune autre colonie qui soit aussi richement partagée sous ce rapport, puisqu'il n'est aucun de ses quartiers qui

ne reçoive beaucoup au-delà de la quantité d'eau qui lui est nécessaire pour l'usage de ses habitants, pour l'irrigation des terres et
pour le service des manufactures.

Ce ne sont point des torrents qui croissent tout à coup et s'écou-
lent avec la même rapidité : elles se composent insensiblement de
plusieurs filets d'eau, se renferment dans un sillon tortueux et s'ou-
vrent, jusqu'à la mer, le cours le plus régulier. Comme elles sont toutes
fort bien encaissées, il ne leur arrive jamais de s'échapper assez de
leurs lits, pour occasionner de grands ravages en débordant, ou pour
laisser, après leur retraite, des amas considérables d'eaux stagnantes
et fétides. Elles ne tiennent en dissolution aucun corps nuisible ; elles
acquièrent même, en se filtrant à travers les sables et les cailloux
qui forment leurs lits, une pureté et une limpidité qu'on ne retrouve
pas toujours dans les eaux potables.

On en compte quatre ou cinq dans chaque quartier : les principales sont celles du grand Cul-de-sac, de l'anse des Roseaux, de
l'anse la Raie, des Canaries, de la Soufrière, de l'anse l'Ivrogne,
du Choiseul ; celle appelée rivière Dorée ; celles du Balembouche,
du Piaye, des anses Noires, du Vieux-fort, des Canelles, du Trou-
Massé, du Volet, du petit et du grand Mabouya, du Louvet, du
Marquis, de l'Espérance, de l'Orange et du Choc.

Plusieurs d'entr'elles se réunissent dans le même lieu, et portent,
au dessus du point de leur réunion, le même nom : telles sont les
grandes et petites de l'anse la Raie, du Choiseul, des anses Noires,
du vieux Fort.

Toutes étant d'autant plus fortes, que, dans le trajet qu'elles par-
courent depuis leur source, elles peuvent recevoir un plus grand
nombre de ravins ; on doit aisément conjecturer qu'au Carénage, à
l'anse la Raie, à la Soufrière et au Dauphin, elles n'égalent pas à
beaucoup près celles qui arrosent les longues et profondes vallées,
dont j'ai parlé plus haut. Mais ce que l'on peut regarder comme très-
positif, c'est qu'il n'en est aucune qui ne puisse fournir à tous les
usages ordinaires, et, de plus, au service de plusieurs moulins ; c'est
que toutes conservent un flux d'eau notable dans le temps les plus
secs ; c'est qu'enfin, elles sont, généralement parlant, excellentes
pour la boisson ; celles en particulier du trou Massé et de l'anse
l'Ivrogne sont, sous ce dernier rapport, de première qualité. Il faut,
pour les saisir pures, prendre leur eau un peu au dessus de leur
perte dans la mer qui les altère par son mélange. A mesure qu'elles
s'en rapprochent, elles abandonnent encore une forte partie de leur
volume, qui s'ouvre une ou plusieurs voies souterraines pour arriver
à la commune destination.

Je ne dois pas oublier les eaux thermales que possède cette même colonie, mais leur indication suppose d'autre détails.

A une lieue nord-est du bourg de la Soufrière, sur une haute éminence du même nom, entre les mornes Soufre et Gommier, est un vallon qui s'ouvre nord et sud en forme d'entonnoir. Le sommet, plus élevé de l'un de ces mornes est couronné de grands bois; la cime de l'autre, moins aiguë, porte une végétation maigre et triste; leur pente intérieure paraît avoir été rongée et calcinée.

La surface du vallon, qui embrasse environ un demi-quarré d'étendue, n'offre au premier aspect qu'un terrain bouleversé par des fouilles profondes; mais bientôt on aperçoit que ce terrain est en effet un mélange de terres ponceuses, de pierres torréfiées, de schistes alumineux, de sels ou blancs ou teints en différentes couleurs, et que dans ce mélange domine avec grand excès le soufre natif et minéral.

Le soufre abonde principalement sur un monticule qui occupe à peu près la partie centrale du vallon : là, le sol est brûlant, crevassé et résonnant sous chaque pas. L'intérieur des crevasses est surchargé de cristallisations transparentes en pyramides quadrangulaires, unies base à base, et d'un très-beau jaune; il est aussitôt revêtu que dépouillé de ce dépôt sulphureux. L'extérieur, c'est-à-dire la totalité du monticule, son assiette et ses environs, est un soufre impur ou mêlé avec de la terre, et se présente sous une couleur grise. On pourrait faire de cette substance un objet de commerce inépuisable.

A l'entour de cette hauteur, surtout vers l'ouest et le nord-ouest, sont ouverts, dans des diamètres de huit à douze pieds, des bassins circulaires remplis d'une eau noirâtre, qui, en bouillonnant, s'élève à plus de trois pieds, exhale une épaisse fumée chaude et blanchâtre, et répand fort au loin la désagréable odeur du foie de soufre. Les intervalles qui les séparent sont brûlants, crevassés et résonnants comme le monticule. On ne peut se porter de l'un à l'autre sans danger (1). Partout on marche sur une voûte crouteuse qui paraît devoir céder à la moindre pression, qui en effet cède très-fréquemment à de bien légers efforts; alors on découvre de nouveaux réservoirs,

---

(1) Je fus averti, lorsque je m'y transportai, que, peu de temps auparavant, deux personnes s'y étaient englouties, et n'en avaient pu être retirés que par lambeaux, quoiqu'on leur eût donné de très-prompts secours. La combustion des substances animales s'y opère rapidement.

dans lesquels se transvase l'eau bouillante : j'en comptai neuf,
lorsque je visitai le local, et je négligeai, en les comptant, plusieurs soupiraux dans le fond desquels j'apercevais se reproduire,
sous l'espèce de cintre qui me supportait, les mêmes phénomènes
que dans les éhaudières découvertes. Je vis aussi des bassins presque desséchés et chargés jusqu'au haut de leurs bords d'une boue
parfaitement semblable à celle que déposait l'eau des neuf premiers ; j'en vis enfin d'autres comblés et secs ; il me parut démontré
que les bassins se découvraient par succession, et à mesure que les dé-
pôts trop abondants chassoient l'eau des uns pour la faire couler
dans les autres. Je remarquai dans le plus grand nombre de très-
fortes pièces de bois noircies, mais non consommées par les agents
à l'action desquels elles ne cessaient d'être soumises. Je ne pou-
vais soutenir un seul instant ma main au-dessus de la bouche va-
poreuse qu'elles traversaient. Dans quelques-uns d'entre eux, c'est-
à-dire, dans ceux dont la circonférence extérieure est étroitement
bornée par le terrain environnant, la chaleur des eaux fait monter
le thermomètre de Réaumur jusqu'à 90 et 95 au-dessus de o ; il
n'en est pas de même des autres que circonscrit moins rigoureusement le terrain, ou qui jouissent d'une communication plus libre
avec l'atmosphère : les eaux de ceux-ci indiquent un degré de chaleur ou égal à celui de l'eau bouillante, ou même beaucoup in-
férieur.

Ces eaux m'ont paru descendre, par voie de filtration, de l'un
des trois étangs placés au sud-ouest sur le sommet de cette même
montagne ; je parle de celui qu'on remarque être le plus grand et
le plus rapproché de la Soufrière. Il a une autre voie d'écoulement
très-apparente, qui traverse en forme de ruisseau le vallon que je
viens de décrire ; et dans son cours dirigé nord et sud, à l'est du
monticule, mêle ses eaux fraîches et limpides avec toutes les su-
perfluités noirâtres et chaudes qu'épanchent les divers bassins : c'est
ainsi qu'il passe de son état premier à l'état d'eaux thermales, immédiatement avant de faire une cascade d'environ cinquante pieds,
et de se renfermer dans un canal étroit qui le conduit à la rivière.

Ce ruisseau se borne donc le plus ordinairement à recevoir l'ex-
cédent des bassins ; mais lorsqu'enflé par de fortes pluies il déborde
et se répand dans le vallon, il convertit toute l'étendue croûteuse
qu'il visite en un lac qui offre de toute part une fermentation presque
égale à celle de l'eau des bassins.

Toutes les eaux chaudes du vallon ne se rendent pas absolument
dans le ruisseau d'eau fraîche qui aboutit à la cascade ; elles se répandent en divers sens sur le penchant de l'éminence, et leur plus

grande partie forme an-dessous de la cascade, non loin du canal, mais plus à l'est, une source d'eau chaude, sur laquelle le gouverneur Laborie a fait élever, pour l'usage public, un édifice naguère assez commode, mais aujourd'hui bien délâbré. Ce monument de bienfaisance n'a pas pu, dans ce court intervalle, ne pas se ressentir des malheurs qui ont affligé l'île entière. Combien il serait important pour la Colonie, pour la garnison qui lui est affectée, pour tous les lieux environnants, de le rétablir !

On juge par ce que je viens de dire, que les eaux du vallon, celles de la cascade et celles des bains, ne diffèrent entre elles que par la quantité des principes qui y sont contenus, et par leurs degrés de chaleur : la température de celles des bains est de 42 degrés au thermomètre de Réaumur.

Les unes et les autres, immédiatement après avoir été puisées, ont, avec quelques différences, un œil faiblement laiteux, une consistance grasse, une saveur légèrement stiptique, une odeur nidoreuse et une pesanteur qui l'emporte fort peu sur celle de l'eau commune. Je n'ai pu en juger que par la balance ordinaire.

Ces eaux cèdent à l'analyse par les réactifs de la terre calcaire, de l'alumine, de la soude, du sulfate de soude, du muriate de soude et du sulfate de fer : elles exhalent avant leur réfroidissement une grande quantité de gaz acide carbonique.

C'est parce que ces principes ne surabondent pas d'une manière offensante dans les eaux des bains, qu'elles seules peuvent être utilisées en médecine. On les a déja employées avec fruit, soit à l'intérieur, soit à l'extérieur, et il est reconnu qu'elles conviennent parfaitement, 1.ᵈ dans les maladies organiques qui tiennent à un état de relâchement et de faiblesse ; 2.ᵒ dans les maladies organiques avec ulcération lente ; 3.º dans les affections chroniques rhumatismales et goutteuses ; 4.º dans les affections cutanées ; 5.º dans les engorgements locaux froids ; 6.º dans les hydropisies et roideurs des articulations ; 7.º dans les ulcères anciens et opiniâtres.

On a découvert d'autres sources d'eaux chaudes près du petit Piton et dans le fond du grand Cul-de-sac ; mais elles sont bien éloignées de présenter les mêmes avantages.

Il y a enfin dans presque tous les quartiers de cette île quelques traces d'anciens volcans et des produits volcaniques ; on en retrouve surtout aux environs des Canaries et dans le vallon du Choc, mais on ne voit aucune part, non pas même dans le vallon de la Soufrière, et la tradition ne cite aucune époque à laquelle on ait vu une éruption, ou un phénomène, ou un accident remarquable. Ceux qui habitent les environs de la Soufrière ont seulement cru avoir observé que , lors des grands changements qui surviennent dans l'atmosphère , le bouillonnement des eaux contenues dans les divers bassins s'effectue avec plus de force.

Ordre des saisons , état de l'atmosphère et influences du climat.

Dans les îles situées sous la Zone Torride, entre le Tropique du Cancer et l'Equateur, on ne règle pas les saisons, comme dans nos régions tempérées, sur la rotation du globe et son inclinaison au plan de l'écliptique ; ou les saisons, beaucoup plus uniformes, ne répondent pas d'une manière aussi sensible aux différents degrés par lesquels le soleil passe, pour se rapprocher ou pour s'éloigner de la terre : il ne s'en éloigne jamais assez pour laisser accès au froid, et en est toujours assez rapproché pour faire régner la chaleur. Dans la longue durée d'une température qui n'éprouve aucune de ces grandes révolutions, aucun de ces changements marqués qui affectent les autres divisions du monde, on s'est borné à saisir les deux qualités de l'air les plus remarquables pour le commun des hommes, sa sécheresse et son humidité : on distingue donc seulement un été, ou un temps pendant lequel le ciel est serein, sec et calme ; et un hiver, ou un temps de pluie, d'orages et de tempêtes. C'est ainsi que, dans les Antilles, la proximité du soleil fixe l'hiver, et son éloignement l'été.

On se serait beaucoup plus rapproché de la nature, si l'on eût distingué un printemps, un été et une automne : on aurait exclu de cette distribution de l'année la saison de l'hiver, qui, en effet, ne se fait jamais sentir ; mais on aurait indiqué avec assez d'exactitude une saison tempérée et favorable à la germination, un temps de chaleur et d'aridité ; enfin, un long règne d'humidité et de chaleur : on eût assigné au printemps ou à la saison tempérée, les mois frimaire, nivose, pluviose et ventose ; à l'été, germinal, floréal, prairial et messidor ; et à l'automne, thermidor, fructidor, vendémiaire et brumaire. Telle est la division que j'adopte, moi qui envisage les saisons par rapport à leurs influences sur les corps vivants et animés. Je sais que, rigoureusement parlant, on pourrait apercevoir à Sainte-Lucie, dans la révolution annuelle, une marche presque égale à celle qui se mesure en Europe ; mais je n'ai éprouvé que le sentiment de trois saisons, et cela me suffit.

Dès là même que l'intempérie de l'air ne cause à Sainte-Lucie aucun trouble manifeste dans l'ordre des saisons, ou aucune inter-

ruption sensible dans la durée de la chaleur, la végétation n'y est
jamais interrompue : on y observe seulement que, plus le soleil s'é-
loigne de l'Equateur, pour se diriger vers le Tropique du Capri-
corne, plus il amène une température sèche qui fane les plantes
et dépouille les arbres d'une partie de leur verdure : au contraire
la face de la terre se renouvelle et s'embellit peu après qu'il s'est
rapproché du Tropique du Cancer. Dans ce dernier passage, le
ciel se charge de vapeurs qui, en se condensant, retombent sur la
terre et l'humectent. Dans le premier, il est jour et nuit d'une
pureté qui permet, non-seulement de fixer tour-à-tour le lever et
le coucher du soleil, mais encore d'observer dans le même jour le
déclin et le croissant de la lune.

On voit ainsi régner, sous ce climat, et durant environ les deux
tiers de l'année, une humidité dont les impressions sont toujours
fâcheuses. Ce n'est pas que le ciel soit constamment nébuleux et
chargé de vapeurs; mais dès qu'on voit paraître un nuage sur l'horizon, on peut prononcer qu'il se déchargera sur l'un des points
de l'île, et cela arrive en automne, le jour, d'heure en heure; dans
le printemps, le soir et à plus longs intervalles. Si ces météores ne
se manifestent pas durant le cours de l'été, des rosées abondantes
tombent pendant la nuit, et parviennent, vers le milieu de son
cours, à éteindre la brûlante chaleur de la journée. Chaque nuage,
avant d'être aperçu, s'annonce par le réfroidissement subit de l'atmosphère ; un vent plus ou moins fort s'élève tout-à-coup, et cède
presque aussitôt à la pluie qui le poursuit : c'est ainsi qu'à un excès
de chaleur succède brusquement une sensation de fraîcheur, qui sur-
prend d'autant plus qu'on y est moins accoutumé. Les pluies ne
sont pas, comme en Europe, douces, graduées et continues ; ce sont
des ondées violentes qui s'épanchent avec fracas sur le local qu'elles
dominent; plus leur chute est accélérée, plus le point sur lequel
elles se répandent est circonscrit. Il est rare qu'il pleuve en même
temps sur une grande partie de l'île ; la seule épaisseur d'une montagne cause des différences totales. Tandis qu'il pleut au Carénage
et au grand Cul-de-sac, ou à l'Anse-la-raie et à la Soufrière, parce
que ces quartiers sont au vent de la Sorcière et des Canaries, on
est parfaitement à sec au Gros-îlet et au Vieux-fort, parce que ces
deux extrémités de l'île ne sont point dominées, et ont des surfaces presqu'aussi dénuées de bois que de montagnes.

Les vents alisés règnent assez constamment sur Sainte-Lucie ;
c'est un nord-est qui décline de plus en plus à l'est, et quelquefois arrive au sud-est ; il se renforce un peu après le lever du so-

leil ; il augmente à mesure que son concurrent monte ; il diminue
enfin , et tombe presque avec lui.

Quelques soient les vents et l'état de l'atmosphère, le baromètre
ne paraît éprouver aucune variation : on voit le mercure se soutenir au 27.ᵉ pouce et demi de hauteur, dans les temps les plus
secs et les plus calmes, comme dans les temps les plus humides
et les plus orageux ; ou , s'il varie, c'est très lentement, et d'une
ligne et demie ou deux lignes au plus : ses variations m'ont paru
s'effectuer le plus ordinairement avec les révolutions qui placent la
lune en conjonction ou en opposition avec le soleil.

Je n'ai pas vu le thermomètre de Réaumur, durant l'année entière, monter au dessus du 26.ᵉ degré, ni descendre au dessous
du 15.ᵉ. En toute saison sa marche, ainsi que celle de la chaleur, est assez réglée. Celle-ci augmente presque insensiblement,
depuis 7 ou 8 heures du matin, jusqu'à une heure après midi ; dès-
lors elle commence à diminuer ; elle perd toujours davantage à
mesure que le soleil baisse et s'éteint, en quelque sorte, durant la
nuit. Cependant elle ne parcourt ainsi que 4 ou 5 degrés dans
les 24 heures. Je dois dire que j'ai fait toutes mes observations
sur le morne-Fortuné, qui a une élévation d'environ mille pieds
au dessus du niveau de la mer. Il n'en est pas de même dans les
lieux bas qui ne sont pas également rafraîchis par les vents régnants.
Partout où ils ne peuvent librement pénétrer, l'on brûle ou l'on
suffoque. Telle est fort souvent la température du Carénage qui est
au pied de ce morne, et qui, dans sa position, ne peut recevoir
pleinement que les vents de l'ouest.

Ce n'est jamais impunément pour les Antilles que les vents abandonnent la région qui leur est affectée. Quand ils se portent trop
vers le sud, il pleut, et les pluies que ce vent passager décide,
sont extrêmement abondantes. Quand il tourne subitement à
l'ouest, la pluie est accompagnée d'éclairs et de tonnerres, la teinte
du ciel devient lugubre, la mer furieuse, et la terre s'ébranle jus-
ques dans ses fondements. Le passage brusque des vents constants
à cette espèce de vents variables, amène donc, pour l'ordinaire,
des ouragants terribles, et avec eux les phénomènes les plus dé-
sastreux Quelquefois, après la courte durée de ces vents, le calme
le plus profond règne sur la terre, tandis que la mer en courroux
s'élance sur elle, et menace de l'engloutir ; elle brise au moins et
fait disparaître tout ce qui se trouve sur la côte où elle se porte.
Ces violents raz-de-marée ont pu briser des vaisseaux, fendre des
rochers, anéantir la moitié du bourg de la Soufrière, mais ils n'ont

encore pu parvenir à troubler, même tant soit peu, la tranquillité des deux excellents ports que j'ai observé être pratiqués sur la côte occidentale.

Les pluies excessives, les raz-de-marée et les ouragants n'appartiennent qu'à la saison de l'hivernage, ou même plus particulièrement au milieu de cette saison. Mais les tremblements de terre, ceux qui ne dépendent ni des ouragants, ni des raz-de-marée, se font sentir à toute époque. Sainte-Lucie en a éprouvé trois pendant le cours de l'an 11 : un le 28 vendémiaire, à 9 heures moins 20 minutes du matin ; un autre le 7 nivôse, à 5 heures précises du matin, et un dernier le 5 floréal, à 4 heures et demie du matin : ce dernier fut le plus sensible. Les uns et les autres s'exprimèrent sans aucun signe précurseur, par des secousses ou balancements répétés, qui tendaient manifestement du sud-ouest au nord-est ; c'est-à-dire que la terre, violemment heurtée du côté du sud-ouest, s'inclinait vers le nord-est, et se rétablissait. Mais elle était à peine rétablie, qu'un nouveau choc déterminait de nouvelles oscillations. Je n'ai pu savoir ce qui s'était passé dans toutes les îles environnantes ; j'ai appris, très-positivement, que les mêmes phénomènes avaient eu lieu de la même manière, aux mêmes jours et heures, dans les plus voisines, telles que Saint-Vincent et la Martinique. Je pense qu'ils ont été communs à toutes les Antilles, dans la direction de leurs terres volcanisées, et par suite d'une seule et même impulsion, venue du continent de l'Amérique méridionale. Les ouragants qui se forment tous dans les régions du sud et de l'ouest, paraissent avoir un même point de départ.

Le plus grand inconvénient pour Sainte-Lucie, n'est pas d'être exposée à ces phénomènes redoutables ; ils y ont cependant quelquefois des effets horriblement dévastateurs. Tel fut le coup de vent de 1780, qui dura trente heures ; qui renversa les forêts, les plantations, les maisons, les manufactures ; qui appela enfin sur les colons et sur leurs nègres une épidémie des plus meurtrières. Mais ces cas sont rares, tandis que les grandes pluies sont de toutes les années, et de plusieurs mois chaque année. Durant leur règne l'humidité du sol et de l'atmosphère sont extrêmes, elle gagne partout, il n'est aucune substance organique ou inorganique, inanimée ou vivante, qu'elle ne menace de sa décomposition entière. Les métaux s'oxident du matin au soir ; les viandes se corrompent en moins de 24 heures ; les étoffes teintes et les peaux préparées se chargent de moisissure durant le cours d'une nuit ; les fruits, les semences et les racines s'altèrent presque aussitôt après avoir été

séparées de leurs tiges; les plantes même qui sont sur pied, se pour-
rissent par l'excès d'eau qui les abreuve.

C'est surtout dans cette funeste saison que fourmillent les insectes
et les reptiles.

Ceux, dont on est le plus incommodé, sont les chiques ou poux
pénétrants, qui se nichent de préférence sous l'épiderme des orteils;
les bêtes rouges, espèce de cirons très-difficile à apercevoir, mais
dont la piqûre cause une démangeaison insupportable; les marin-
gouins et les moustiques, deux espèces de cousins qui fondent par
légions sur les différentes parties du corps; les ravets et les can-
crelas, espèces de blattes qui infectent et rongent tout ce qu'elles
atteignent; les scolopendres terrestres ou mille-pieds, armés de
pinces extrêmement aiguës; les scorpions noirs et roux qui versent,
notamment les noirs, une liqueur empoisonnée dans la plaie qu'a
faite leur poignard; les phalanges ou araignées-crabes, aussi ef-
frayantes par leur volume et leur revêtement, que redoutables par
leurs longs-crochets; les araignées domestiques qui couvrent de
leur multitude les faces de chaque appartement; toutes les espèces
de fourmis qui viennent, jusque dans l'intérieur des maisons, dis-
puter à l'homme ses comestibles; des essaims de mouches com-
munes, de mouches dorées, de mouches rouges, de mouches bleues,
de mouches stercoraires, de mouches cornues, de mouches à feu,
de mouches à miel vagabondes....., qu'on ne cesse de rencontrer
nuit et jour...........

Je ne parlerai pas ici des vers, des lézards et autres reptiles auxquels cette même saison est si favorable: il me suffira d'indiquer
le plus dangereux. C'est un serpent du troisième genre, dont la
tête est large, le museau aigu, les yeux saillants, les oreilles ap-
parentes entre les yeux et les narines, et la mâchoire supérieure
armée de chaque côté de deux ou plusieurs dents canines, creuses
et mobiles; son corps, long d'environ six pieds, est sur le dos
d'une couleur brune, irrégulièrement tachée en fauve et en noir,
sous le ventre d'un gris jaunâtre: il a deux cents grandes plaques
à l'abdomen, et soixante-neuf paires de petites plaques sous la queue.
La couresse et le chbaud lui font une guerre cruelle et avec un
succès presque égal: il trouve un ennemi encore plus redoutable
dans le cros-de-chien; mais ce dernier est devenu singulièrement
rare à Sainte-Lucie.

On doit entrevoir que le climat de Sainte-Lucie n'est pas, généralement parlant, très-salubre: si cependant on en excepte quelques
points resserrés, tels que le grand Mabouya au vent de l'île, et l'anse

des Roseaux sous le vent, on n'y retrouve que les dangers auxquels on est exposé dans toutes les Antilles. Que deviendrait donc cette Colonie, ou que ne serait-elle pas déja si on lui eût donné une partie des soins qu'on a prodigués aux autres, si l'on eût éclairci l'épaisseur des forêts qui couvrent son intérieur, si l'on eût redressé quelques lits de rivières pour accélér er leurs cours, si l'on eût desséché quelques marigots ou marais dont les émanations sont extrêmement pernicieuses?

Le marigot qui avoisine le bourg du Gros-îlet n'y fixe aucun principe de maladie, parce qu'il est situé sous le vent. Ceux qui entourent le bourg du Vieux-fort ne sont pas plus nuisibles, parce que la surface de cette partie de la côte n'offre aucune éminence qui puisse retenir l'air vicié ; mais il n'en est pas ainsi des autres. La ville du Carénage se ressent très-certainement de celui qui est à son nord-est, et il serait facile de le combler, et, en le comblant, on se procurerait un local commode pour des établissements publics ; il serait aussi facile de sanifier le fond de la Grande-anse, et ce riche vallon pourrait dès-lors être impunément habité ; enfin, le vallon du grand Mabouya, plus précieux encore, ne demande qu'un léger changement de direction dans le cours de la rivière qui l'inonde.

Pour fixer le jugement à porter sur le sol et le climat de Sainte-Lucie, considérons plus particulièrement leurs influences sur ceux qui y sont soumis. Si nous comparons la population actuelle à celle qui existait en 1790, la différence qui se présentera sera effrayante : elle était alors de 22,245 têtes de tout âge, de tout sexe et de toute couleur : elle n'est aujourd'hui que de 16,625 personnes ; mais cette comparaison ne prouve rien contre l'état de salubrité ; il ne faut pas imputer au climat les effets d'une révolution qui a tourmenté le Nouveau-Monde aussi violemment que l'ancien.

Si l'on consulte les registres des paroisses sur la mortalité des habitants, ceux, au moins qui ont échappé à l'incendie, et qui fixent le nombre ordinaire des décès, on trouve que la proportion des morts annuelles avec la population de l'île est à peu près de 1 à 30 ; c'est-à-dire que, dans une année, sur environ trente personnes, il en meurt une. Je sais qu'il est des nègres dont le décès n'est point constaté, mais il en est aussi dont on ne déclare ni la naissance ni l'existence ; et, ces deux abus ayant une même raison déterminante, doivent donner lieu à des déficits égaux.

Si nous recherchons jusqu'où va la mortalité des Européens qui s'y transportent, nous la trouverons, toute comparaison faite, beaucoup

plus considérable (1). Il ne faut point voir ce qui a eu lieu pendant
l'année de mon séjour, ni ce qui s'est passé à d'autres époques semblables, où le renouvellement entier d'une garnison, effectué dans
la saison de l'hivernage, a dû nécessairement amener de plus
grandes pertes. Cependant, durant le cours de cette même année,
quoique nous soyons arrivés au commencement de la saison fâcheuse, que cette saison ait été plus longue qu'elle ne l'est ordinairement, que pendant sa durée entière une épidémie dévorante
n'ait cessé de régner sur nous; enfin, que la guerre soit ensuite
intervenue pour augmenter le nombre des victimes, il s'en faut
de beaucoup que nous en comptions autant qu'on en a compté, à
proportion, dans les îles voisines : c'est un fait qu'elles-mêmes ont
observé et avoué.

Nous pouvons donc établir que le climat de Sainte-Lucie n'est
pas à beaucoup près aussi funeste qu'on le croit communément ;
que cette Colonie, dans son état actuel, état de naissance et de
développement, n'est pas plus redoutable que les autres, soit pour
les étrangers, soit pour les habitants ; que les causes existantes de
son insalubrité sont la plupart très-remédiables; enfin, que, ces re-
mèdes appliqués, il n'y aurait peut-être aucune de nos possessions
lointaines où l'air fût plus sain, la santé des colons plus soutenue,
et les maladies des Européens arrivants moins funestes.

Les maladies auxquelles ceux-ci sont exposés, sont principalement
la fièvre vulgairement appelée *fièvre jaune* et les fièvres intermittentes pernicieuses.

Celles des colons ont rarement un caractère aigu : ce sont en général des fièvres intermittentes simples, des obstructions de viscères,
des hydropisies, des affections scorbutiques, des affections rhumatismales, des affections psoriques, des catarrhes, des diarrhées, des
ténesmes, des dyssenteries, des hernies. . . . . . .

Ce sont en particulier chez les femmes des affections hystériques,
des relâchements de vagin et de matrice, des pertes blanches et
rouges.

Chez les enfants, des mouvements convulsifs, le tétanos même,
dans les premiers jours de la naissance ; le carreau dans les temps
consécutifs et des petites véroles de mauvaise nature.

Enfin, chez les Noirs, les premier et second degrés de l'éléphan-
tiasis, le pian et les débilités d'estomac.

____

(1) Elle est ordinairement de 1 sur 10.

La fièvre jaune et les fièvres pernicieuses appartiennent plus particulièrement à la saison de l'hivernage ; on voit quelquefois s'établir en même temps chez les colons des fièvres malignes.

Les catarrhes, les péripneumonies, les affections rhumatismales, les ténesmes et les dyssenteries occupent de préférence la saison suivante.

Toutes les autres maladies sont de tous les temps.

Le rapport qui existe entr'elles, quelles qu'elles soient, et le climat, tel que je l'ai dépeint, est frappant. On voit de prime-abord que toutes sont l'effet d'une seule et unique cause, de la privation de ressort qui affecte chaque système en particulier, et de l'affaissement qui porte, un peu plus brusquement chez les étrangers, d'une manière plus graduée chez les naturels, sur l'économie entière. Cette cause doit nécessairement exister sous l'influence soutenue de la chaleur humide.

Je n'ajouterai rien à cet article pour ne pas anticiper, par des détails imparfaits, sur un ouvrage que je dois incessamment offrir au public, et auquel cet Essai de topographie servira d'introduction.

Constitution physique et morale des habitants.

On distingue communément les habitants de Sainte-Lucie et des autres îles Caraïbes, en blancs, en noirs et en hommes de couleurs. A ces qualifications générales, on ajoute l'épithète, *créoles*, lorsqu'on veut désigner plus particulièrement ceux qui sont nés dans la colonie.

En ne consultant ainsi que les différences introduites par le coloris de la peau, on a aisément trois classes bien distinctes ; mais les difficultés naissent et s'accumulent, lorsqu'on recherche les caractères essentiels, ou lorsqu'on s'efforce de signaler précisément chacune de ces classes.

Les blancs actuels ne sont qu'un dépôt de population que toutes les nations connues ont concouru à former. Les nègres ne varient pas moins entre eux, conséquemment à leur origine. Les gens de couleur offrent encore plus de différences réelles que n'en supposent les dégradations de leur teinte. Les uns et les autres, créoles, ont cependant quelques traits qui les distinguent des étrangers.

Les blancs, en général, sont assez bien faits, et d'une taille qui ne pèche ni par défaut d'élévation, ni par excès d'embonpoint. Le teint des hommes est extrêmement basanné, ou plutôt tend à l'olivâtre ; il est plus blanc chez les femmes, mais ce blanc est mat, il n'a ni vie ni fraîcheur. Les hommes et les femmes ont le front resserré, le yeux petits, les sourcils épais, les cheveux noirs. Il est au moins fort rare de rencontrer une chevelure blonde, ou des yeux bleux.

Ce qui manque à la perfection de leurs corps, c'est principale-ment la consistance. Leur charpente joue trop, et leurs formes sont mollement exprimées. On ne peut qu'être surpris en rencontrant chez les hommes des traits aussi foibles, sur un fond vraiment animé.

La même opposition se trouve dans leur moral ; avec un penchant extrême vers l'inaction et le repos de l'âme, ils ont un caractère susceptible de passer par tous les degrés de la vivacité; ils aiment à ne s'occuper de rien, et un rien les enflamme ; il ne font aucune espèce de recherche, et ils saisissent avec feu tout ce qui se présente.

Ils sont très-crédules parce qu'ils redoutent l'état de peine et de contention que nécessite un examen. Ils croient donc, sur parole et très-fermement, qu'il y a des revenants, des sorciers et des enchanteurs. Il n'est presque aucun habitant qui n'affirme avoir en propriété un nègre assez savant dans la connaissance *des simples*, pour pouvoir, ou guérir une maladie, ou former un charme. Cependant ils sont doués d'une pénétration singulière, et ont une aptitude égale à concevoir promptement et à bien juger.

L'indolence dans laquelle ils ont l'habitude de vivre, est surbordonnée à leurs goûts et leur humeur dominante. C'est ainsi que le même homme, qui n'abandonne son hamac que pour se mettre à table, supporte tout-à-coup et sans peine les fatigues de la vie militaire la plus exercée. C'est ainsi que les femmes, que tout déplacement excède bien plus encore, retrouvent, pour la danse, des forces qui ne cessent de se renouveler et de s'accroître.

Leur langage porte une vive empreinte de leur mollesse. Il ne bannit pas seulement, avec la plus scrupuleuse exactitude, tous les hiatus et la plupart des consonnes dures, mais il ne permet que des sons traînants et mal articulés.

Les créoles sont braves, pleins de courage et d'honneur; il sont également francs, généreux et hospitaliers. Il est fàcheux d'avoir la conviction que, le plus souvent, ces vertus sont l'effet d'un sentiment qui n'est ni très-pur, ni très-désintéressé; je veux dire de l'orgueil et d'un orgueil qui ne connaît pas plus de règles que de bornes. Leur générosité tient encore au peu de cas qu'ils font de l'argent; ils le répandent aussi facilement qu'ils le gagnent. Aussi est-il rare de trouver du numéraire, quelques temps après les récoltes, dans les meilleures maisons.

On a dit que la mollesse était la mère de la volupté. Ce climat pousse, avec une même violence, vers l'une et vers l'autre, tous ceux qui l'habitent. De là, l'insconstance des hommes, et leur conversion fréquente vers les filles de couleur; delà, les infidélités des femmes et le besoin de jouir qn'elles ne cessent en quelque sorte d'éprouver.

Les femmes, lors-même qu'elles sont infidelles, ne laissent pas d'être jalouses; mais c'est parce qu'elles ne peuvent supporter l'idée d'une rivale. Elles sont moins portées à l'amour qu'au plaisir, et goûtent infiniment plus l'avantage d'être préférées, que le bonheur d'aimer; aussi leur jalousie dégénère souvent en fureur.

L'âge de la puberté commence ordinairement à douze ou treize ans pour les filles, à quinze ou seize ans pour les garçons. Ceux-ci ne tardent pas à abuser des premiers sentiments de leur nouvelle existence, et en forçant la nature, en se pressant trop d'être hommes, ils se hâtent d'en perdre la vigueur et les facultés.

C'est entre quarante et cinquante ans que la menstruation cesse chez les femmes, et avec elle l'aptitude à concevoir. C'est vers ce dernier âge que l'homme énervé devient inhabile à la reproduction de son semblable. Privé de cette surabondance de vie qui cherche à se répandre, il commence à sentir le joug de la vieillesse, et le besoin de ne plus exister que pour lui-même.

L'écoulement périodique des femmes est peu abondant, de courte durée, et souffre de fréquentes interruptions. C'est peut-être autant parce qu'elles mènent une vie trop sédentaire, que parce qu'elles perdent considérablement, ainsi que tous les corps animés, par les sueurs et la transpiration. Elles sont cependant assez fécondes, et la stérilité n'y est, pour ainsi dire, pas connue.

Il est d'observation que le nombre des garçons l'emporte sur celni des filles. Je ne citerai pas en preuve les recensemeuts de chaque année, mais j'en ai consulté un très-grand nombre, et on pourra à peu près juger des proportions à établir par celui-ci qui est de l'année précédente, et qui, embrassant toute la population actuelle, doit tenir lieu de plusieurs autres.

Hommes blancs.	Femmes blanches.	Garçons blancs.	Filles blanches.
468.	522.	503.	282.
Hommes de couleur.	Femmes de couleur.	Garçons de couleur.	Filles de couleur.
244.	542.	443.	431.
Hommes noirs.	Femmes noires.	Négrillons.	Négrites.
5,705.	5,473.	2,524.	2,188.

On remarque sans doute que , dans ce tableau , la supériorité en nombre cesse pour les hommes noirs et pour les hommes de couleurs ; mais il faut observer en même temps que c'est principalement sur ces deux classes que le fléau de la dépopulation s'est appesanti dans cette Colonie, durant le cours de notre révolution. Aussi l'inégalité se reproduit dans le même sens , dès qu'on passe à l'examen du nombre des garçons et du nombre des filles des mêmes races : j'appelle de ces derniers noms tout ce qui est au-dessous de 14 ans.

Les longues vies sont en général fort rares dans les Colonies ; c'est un fait dont il n'est pas nécessaire de donner les nombreuses raisons : il ne faut donc pas chercher même un seul centenaire dans toute l'étendue de Sainte-Lucie ; et c'est, si je ne me trompe, pour cette île principalement que le terme ordinaire de la vie doit être fixé vers la soixantième année de l'âge.

Une raison de cette abréviation singulière de la vie humaine à Sainte-Lucie, et une raison qui demande à être exposée, c'est le genre de nourriture auquel s'attachent les habitants ; ils pourraient choisir comme nous parmi des aliments très-sains. Quoique le bœuf, le mouton et la plupart des animaux que notre Continent leur a fourni aient dégénéré, on ne trouve rien de vicié dans leurs substances; ils peuvent d'ailleurs se procurer aisément, dans le gibier qui peuple leurs forêts et leurs côtes , des mêts aussi variés que délicats. Je ne parle pas précisément du cochon-marron ni de l'agouty; je parle des nombreuses familles de ramiers, de tourterelles, de perdrix, d'ortolans (1), de grives, de perroquets.... de canards, de bécassines, de poules d'eau , de pluviers, de crabiers..... Ils sont encore plus riches en poisson de mer et d'eau douce : le tazard, la bécune, le maquereau, la raie, la dorade, le perroquet de mer, le coffre, la lune, le poisson volant, le hareng, la sardine, l'anchois, le mulet, le brochet, le dormeur, le coulirou, le balaou, le goujon, le têtard, le titiri ,.... la lamproie, l'anguille,....la tortue, le homard, l'écrevisse, les crabes.... y surabondent. On y voit aussi, près des côtes, des baleines, des souffleurs , des requins, des espadons.... et sur la côte elle-même une étonnante multitude de coquillages; enfin, ils sont très-bien pourvus en fruits et en plantes potagères : j'en ai fait l'énumération. Comment se fait-il néanmoins qu'ils ne vivent en quelque sorte que de morue et de viande

----

(1) Ces perdrix et ces ortolans sont différentes espèces de tourterelles. L'ortolan est très petit ; les perdrix sont grosses, et sont distinguées par les créoles en perdrix rouges , perdrix grises et perdrix à croissant.

salées? il semble même que ces mêts n'aient pas assez de piquant pour exciter le jeu toujours languissant de leur estomac ; ils les surchargent de piment et autres stimulants semblables ; d'une autre part, ils préfèrent la farine de manioc qui est très-fade, ou des bananes bouillies, qui sont également insipides, au pain de froment le mieux fait et le plus savoureux.

Leurs nègres vivent beaucoup plus économiquement : ou on leur accorde un jour de la semaine pour cultiver la petite portion de terre qui doit fournir à tous leurs besoins, ou si l'habitant se charge de les nourrir, il ne leur fait distribuer qu'une petite mesure de farine de manioc, et un nombre très-déterminé de bananes. Ces malheureux ajoutent à ces aliments les crabes que le travail de la terre leur fait découvrir.

On juge d'avance que leur unique boisson est l'eau ; les colons au contraire ne font usage que de vin, de rhum, d'eau de genièvre.... et cet usage est poussé fort loin.

Leur manière de se loger répond assez à leur genre de vie. Les familles les plus aisées n'ont que des maisons de bois, ouvertes à toutes les impressions de l'air ; les classes inférieures ou serviles élèvent des branchages ou des roseaux au-dessus d'un sol qui, n'étant pas immédiatement recouvert, est affecté d'une humidité constante.

Ce qui modère peut-être un peu les effets de ces nombreuses causes de maladies, c'est l'extrême propreté qui règne en général chez les colons : tous la soignent principalement sur leurs personnes, et leur luxe consiste presqu'en elle seule. On ne peut qu'applaudir à ce genre de luxe ; mais ne pourrait-on pas aussi introduire quelques réformes dans plusieurs de leurs usages manifestement abusifs et pernicieux ? Je l'ignore ; je sais seulement et je suis très-convaincu qu'on tentera vainement à cet égard la voie de la persuasion.

On connaît les différences affectées à cette variété d'hommes appelés Nègres ou Noirs ; on connaît aussi celles qui accompagnent la dégradation ou le retour de la couleur dans les Hybrides ; je ne les retracerai pas ici ; j'observerai seulement que les uns et les autres, lorsqu'ils sont nés dans la Colonie, participent plus ou moins, tant au physique qu'au moral, aux caractères dont sont marqués les blancs-créoles.

J'observerai encore avoir vu deux familles caraïbes ; l'une, au Choc, de Caraïbes noirs ; l'autre, au Vieux-fort, de Caraïbes rouges. Les noirs ne différaient des autres nègres, que par un peu plus de régularité dans les traits, et moins de profondeur dans la teinte.

Je ne retrouvai dans les rouges que leurs cheveux noirs et lisses, leurs yeux gros et saillants, et leurs formes épaisses; d'ailleurs, ils ressemblaient assez à des mulâtres.

Résumé général, et moyens à employer pour le rétablissment de la Colonie.

On a dû voir avec peine combien était faible la population de Sainte-Lucie, de cette Colonie précieuse que nous possédons depuis environ 150 ans. En 1790, elle était de 22,245 personnes, parmi lesquelles on comptait 20,000 esclaves payant droit, ou parvenus à l'âge de travailler. On comptait à cette même époque 60 sucreries, — 515 cotonneries, — 94 cacaoteries, — 200 caféteries, — 25 guildiveries, — 11 fours à chaux. On comptait 1,533 quarrés de terre plantés en cannes, — 5,777 quarrés plantés en coton, — 513 quarrés en cacao et 971 en café. Il y avait de plus 2,600 quarrés en vivres et 3,369 en savanes; il y avait enfin 980 chevaux ou juments, — 704 mulets ou mules, — 77 ânes ou ânesses, — 2,824 bœufs ou vaches, — 6,182 brebis, moutons et chèvres, et 419 cochons. A ce détail opposons le tableau des plantations, des manufactures et des animaux de service actuellement existants.

Quarrés cultivés.	En Cannes.	En Coton.	En Cacao.	En Café.	En Vivres.	En Savanes.
	916.	2330.	282.	595.	1114.	1535.
Manufactures.	Sucreries.	Cotonneries.	Cacaoteries.	Caféteries.	Guildiveries.	Fours à chaux.
	45.	226.	66.	133.	18.	13.
Animaux de service.	Chevaux et Juments.	Mulets et Mules.	Anes, etc.	Bœufs, etc.	Brebis, etc.	Cochons.
	238.	578.	78.	1040.	3187.	307,

Telle est la différence que le laps de 14 ans a introduite dans cette île; et qu'était-elle antérieurement à cette époque? n'est-il pas étonnant qu'après un siècle et demi d'occupation, une terre excellente ne soit pas à moitié défrichée? Est-elle donc inhabitable? Mais

(39)

le seul moyen de l'assainir est de la cultiver; l'agriculture et la
population se soutiennent réciproquement. C'est en cultivant qu'on
abat les forêts, qu'on dessèche les terres, qu'on règle le cours des
eaux, et qu'on purifie l'air. L'expérience a prouvé que le climat est
aujourd'hui à Sainte-Lucie, malgré l'abandon auquel on la livre, ce
qu'il est dans presque toutes les Antilles, dans celles même qui sont
les plus florissantes. On est donc en droit d'espérer que celle-ci
l'emporterait encore sur les autres, sous le rapport de la salubrité,
si on la retirait de l'état de langueur dans lequel elle reste.

Les habitants sont très-disposés à faire de grands efforts; les voisins
et les étrangers ne cessent de tourner leurs regards vers cette con-
trée neuve et riche : il me paraît que c'est au gouvernement à encourager les uns et les autres. Je dis seulement, à encourager, car
il ne s'agit d'y envoyer aucune espèce de secours.

Le gouvernement doit manifester, en mettant cette colonie dans
un véritable état de défense, son intention de ne la plus laisser
exposée à l'envahissement des puissances qui la convoitent. Elle n'a
jusqu'à ce jour cessé d'appartenir à tous ceux qui ont voulu l'occuper
et d'être un théâtre de dévastation et de pillage. On n'osera certainement pas à l'avenir étendre les travaux, tenter de nouveaux établissements ou améliorer ceux qui existent, tant qu'on aura leur
ruine à craindre. On fera comme on a fait précédemment, on
travaillera pour vivre.

Il doit en même temps l'affranchir de sa dépendance, la livrer
à elle-même, au moins durant le cours de quelques années, et lui
permettre de faire valoir de toutes ses forces ses ressources naturelles. Tant qu'elle n'aura pas son commerce libre et direct, qu'elle
sera obligée de passer par les mains des commissionnaires étrangers,
qu'elle ne pourra pas elle-même ouvrir tous ses ports à toutes les
nations, elle continuera à échanger ses bonnes productions contre
des marchandises de mauvaise qualité, et à perdre en frais de transport, de commission et de magasinage, tout le fruit de ses labeurs.
Écrasée sous le poids de ses dettes, elle manquera de tout ce qui
pourrait concourir à son rétablissement : l'introduction des nègres,
moyen fondamental d'une colonie; le défrichement des terres,
source unique d'opulence, n'y auront point lieu; enfin, insuffisante
à son entretien propre, elle sera bien plus éloignée de s'acquitter
de ses obligations envers la métropole (1).

____

(1) Ce paragraphe est emprunté d'un rapport fait par les administrateurs
particuliers de Sainte-Lucie, aux administrateurs généraux de la Martinique
et dépendances.

Si, au contraire, on met en usage ce double moyen, tout est fait pour son bonheur ; j'en ai la garantie dans ce qui s'est déja passé. La liberté du commerce étend les vues du cultivateur, et la certitude de conserver une propriété la fait doublement chérir.

Ce que je crains seulement pour cette époque, c'est le retour des calamités qui ont toujours été la suite des grands défrichements exécutés tout-à-coup et sans précautions. Ces défrichements transportent à la surface de la terre des corps qui fermentaient sourdement dans son sein, et livrent à l'atmosphère leurs exhalaisons pernicieuses. Les premiers cultivateurs de toutes nos îles ont péri victimes de leur imprudence ; ils eussent pu les rendre habitables et jouir du fruit de leurs travaux. Pour cultiver avec succès un terrain qui est depuis longtemps en friche, il suffit de ne le cultiver que par petites parties et dans la saison de l'année qui est la moins humide, d'y employer les ouvriers moins de temps chaque jour, et de fixer au-dessus du vent le lieu destiné à leur repos.

Telle est l'idée que j'ai conçue de Sainte-Lucie, de son sol, de son climat et de ses habitants : je ne puis avoir d'autre dessein, en rendant mes vues publiques, que de réveiller l'attention sur les grandes espérances que cette île m'a paru donner.

FIN.

TABLE

DES ARTICLES.

ERRATA.

Pag. 6, lig. 18, et je promets ; *lisez :* je promets.
P.   9, note,   le pasest ;   *lis.*   le pas est.
P. 15, l. 16, nifestent ;   *lis.*   manifestent.
P. 16, l.   9, acquièrent ;   *lis.*   y acquièrent.
P. 21, l.   3, qui ne soient ; *lis.*   qui soient.
P. id., l. 4, pas habités ;   *lis.*   habités.
P. id., l. 32, des faibles ;   *lis.*   de faibles.
P. 27, l. 40, qni ;   *lis.*   qui.
P. 31, l.   6, accélér er ;   *lis.*   accélérer.
P. id., l. 12, de la partie ; *lis.*   de cette partie.